DE L'IMPORTANCE

DES

TROUBLES DE L'APPAREIL DIGESTIF

DANS

L'ÉTIOLOGIE DES CONVULSIONS

CHEZ LES ENFANTS

PAR

E. SCHLUMBERGER,
Docteur en médecine de la Faculté de Paris.

PARIS
A. PARENT, IMPRIMEUR DE LA FACULTÉ DE MÉDECINE
RUE MONSIEUR-LE-PRINCE, 29-31

1877

DE L'IMPORTANCE

DES

TROUBLES DE L'APPAREIL DIGESTIF

DANS

L'ÉTIOLOGIE DES CONVULSIONS

CHEZ LES ENFANTS

PAR

E. SCHLUMBERGER,

Docteur en médecine de la Faculté de Paris.

PARIS

A. PARENT, IMPRIMEUR DE LA FACULTÉ DE MÉDECINE

RUE MONSIEUR-LE-PRINCE, 29-31

1877

A LA MÉMOIRE DE MON FRÈRE

A MES PARENTS

A MES BEAUX-PARENTS

A MES FRÈRES ET SŒURS

A MON ONCLE LE Dr E. STROHL

A MES AMIS

A M. LE PROFESSEUR AD. WURTZ

Membre de l'Institut,

Doyen honoraire de la Faculté de médecine de Paris,

Commandeur de la Légion d'honneur, etc.

Témoignage de respect et de reconnaissance

A MM. LES DOCTEURS JULES SIMON
ET ARCHAMBAULT

Médecins de l'hôpital des Enfants-Malades.

Témoignage d'estime et de reconnaissance.

A MM. LES Drs SCHUTZENBERGER ET E. BŒCKEL

Professeurs de l'ancienne Faculté de médecine de Strasbourg.

Leur ancien interne.

A MON PRÉSIDENT DE THÈSE

MONSIEUR LE PROFESSEUR PARROT

DE L'IMPORTANCE

DES

TROUBLES DE L'APPAREIL DIGESTIF

DANS

L'ETIOLOGIE DES CONVULSIONS

CHEZ LES ENFANTS

De tout temps les convulsions ont attiré l'attention des médecins et ont fait l'objet de leur étude. Il faut en chercher la raison sans doute dans la fréquence de ce phénomène morbide commun à un grand nombre d'états pathologiques différents et qui, tout en n'étant pas rare chez l'adulte, domine presque toute la pathologie infantile. Puis, la convulsion est toujours une manifestation sérieuse, qu'elle tire sa gravité de son existence elle-même, ou qu'elle l'emprunte à l'affection primitive dont elle n'est souvent qu'un des symptômes les plus alarmants.

La plupart des auteurs, anciens et surtout modernes,

qui ont écrit sur les convulsions, ont accordé à leur étiologie toute l'importance qu'elle mérite.

Ils ont noté avec soin les causes directes ou indirectes qui pouvaient leur donner naissance, celles qui y prédisposent comme celles qui les déterminent. Peut-être n'ont-ils pas assez insisté, pour la plupart d'entre eux, du moins, sur l'importance du rôle étiologique des troubles de l'appareil digestif dans leur production. Il en est cependant qui ont saisi cette importance. L'indigestion, écrivait *Trousseau* dans une de ses leçons cliniques sur l'éclampsie, est une des causes les plus fréquentes des phénomènes convulsifs. Avant lui quelques médecins s'étaient prononcés dans le même sens ; après lui, cet aphorisme du grand médecin de l'Hôtel-Dieu a trouvé également des partisans.

Affirmer une fois de plus cette vérité en l'appuyant sur quelques faits probants et en étendant cette étude aux troubles de tout l'appareil digestif, tel est l'unique but du modeste travail qui suit.

Nous avons pu former notre conviction en fréquentant pendant l'année qui vient de s'écouler les consultations si instructives du *Dr J. Simon*, à l'hôpital des Enfants-Malades. Que ce médecin distingué veuille bien recevoir ici l'expression de notre gratitude.

Le plan de notre travail est fort simple. Après quelques considérations sur les convulsions et leur étiologie en général, nous aborderons l'étude de leur étiologie en particulier, ce qui nous amènera au cœur de notre sujet. Nous montrerons une fois de plus, par des faits d'observation, que les troubles de l'appareil digestif sont une cause incontestable et fréquente des accidents convulsifs chez le jeune enfant.

Nous passerons en revue successivement les principaux troubles fonctionnels des voies digestives au point de vue spécial de la genèse des convulsions.

Nous terminerons par quelques considérations pratiques sur le diagnostic, le pronostic et le traitement des convulsions liées à un dérangement fonctionnel du tube digestif.

Nous ne nous dissimulons pas les difficultés d'une étude qui touche à tant de points intéressants et plus ou moins complétement élucidés encore de la pathologie infantile. Notre but, nous l'avons dit, est simplement de rappeler une vérité que tout le monde connaît, mais à laquelle tout le monde peut-être n'attache pas l'importance qu'elle mérite.

CHAPITRE Ier.

Généralités sur les convulsions et leur étiologie.

On donne le nom de convulsion à une exagération avec perversion simultanée de la motilité. C'est un véritable mouvement pathologique qui diffère du mouvement normal par la violence, la durée, la fréquence de la contraction, la tendance qu'elle a à se généraliser, par la cause qui la détermine (1). Dans la grande majorité des cas, surtout chez les enfants, c'est un acte réflexe dans lequel tout peut être anormal : la nature de

(1) Axenfeld. Des névroses (in Pathologie de Requin).

l'excitant, l'intensité, la durée et la fréquence de l'excitation, l'excitabilité du centre nerveux qui reçoit l'impression ou celle du système musculaire auquel elle aboutit. Ce sont là autant d'éléments qui influent sur la forme ou le caractère des convulsions.

Nous n'insisterons pas sur les nombreuses classifications qu'on a faites de ces dernières (1). Nous nous contenterons de rappeler qu'on les a divisées, au point de vue de leur forme, en *toniques* et *cloniques*; au point de vue de leur extension, en *générales* et *partielles*; en *internes* et *externes* sous le rapport de leur siége; en *essentielles*, *symptomatiques* et *sympathiques*, au point de vue étiologique, ou bien encore en *centrales*, *réflexes* et *directes*. C'est cette dernière division que nous adopterons.

Mécanisme des convulsions.

Quel est le mécanisme des convulsions ? — Pour répondre à cette question, il est bon de rappeler ici quelques détails de physiologie.

Les expériences de *Kussmaul* et celles plus concluantes encore de *Brown-Séquard* ont prouvé que le bulbe est l'organe convulsivant par excellence, c'est-à-dire qu'en lui se trouve le centre de tous les mouvements convulsifs. Non-seulement cet organe important renferme une foule de centres moteurs qui président à la plupart des mouvements du corps et qui sont reliés entre eux par des liens étroits, mais encore il est en relation de voisinage et de sympathie avec d'autres centres moteurs groupés autour de lui et n'agissant en quelque sorte que par son intermédiaire. Les preuves fournies

(1) Nous ne pouvons nous étendre davantage sur la symptomatologie des affections convulsives sans sortir des limites que nous nous sommes tracées.

par la pathologie sont là pour confirmer ces données physiologiques. Or, l'activité motrice du bulbe peut se manifester de deux façons différentes. Elle peut être primitive, produite sur place pour ainsi dire, en dehors de toute excitation extérieure. Dans ce cas elle est la conséquence, soit d'une exagération de l'excitabilité propre de l'organe, soit d'une modification de cette excitabilité par un trouble de la nutrition, de la circulation, ou par une modification particulière de ses éléments qui nous échappe. C'est ainsi qu'on peut expliquer sans doute le mécanisme des convulsions dites *centrales* (hystérie, épilepsie, certaines formes d'éclampsie).

D'autre part, la moelle allongée est en relation directe ou indirecte avec les autres parties du système nerveux, avec les grands centres, cerveau et moelle, avec les nerfs vagues, grand sympathique, et les nerfs périphériques. Elle reçoit des impressions de ces différents points et leur en envoie ; de cet échange normal d'excitations résulte le fonctionnement régulier de la vie végétative et de la vie de relation.

Du côté du cerveau, elle est en relation plus ou moins directe avec ces diverses régions sur lesquelles l'étude contemporaine des localisations cérébrales a jeté tant de lumière et qui constituent autant de centres partiels dans le grand centre cérébral. Nous ne pouvons, sans sortir des limites de notre sujet, insister sur ce point. Contentons-nous d'attirer l'attention sur deux de ces centres qui nous intéressent plus particulièrement.

L'un serait situé, d'après *Setchenow* et *Cl. Bernard*, en arrière des tubercules quadrijumeaux et aurait pour fonction d'exercer une action modératrice sur le pouvoir moteur de l'isthme de l'encéphale. Les expériences de *Brown-Séquard* ont confirmé cette manière de voir. En effet, le savant physiologiste aurait toujours trouvé une augmentation de l'excitabilité de la moelle au-dessous de la section faite entre le bulbe et son centre modérateur.

Le second de ces centres serait, au contraire, une source d'excitation pour le système cérébro-spinal. Il se trouverait dans le cervelet et aurait pour mission d'après *M. Luys*, de fournir à la moelle et à la substance corticale du cerveau l'influx nerveux moteur dont elles auraient besoin pour répondre aux excitations motrices qu'elles reçoivent. Si cette conception nouvelle des fonctions du cervelet était vraie, dit le docteur Foville (1), à qui nous empruntons ces détails, il faudrait attribuer une part considérable dans la pathogénie des convulsions à l'exagération de l'innervation cérébelleuse.

Quoi qu'il en soit, le cerveau peut être pour le bulbe une source d'excitations, celles-ci pouvant naître à la suite d'une modification matérielle de la substance cérébrale, ou après une impression morale.

On voit donc que l'action de la masse encéphalique sur la moelle allongée est double ; d'une part, une action excitante ; de l'autre, une influence modératrice.

Le bulbe constitue l'extrémité supérieure de la moelle ; c'est dire l'intimité de ses connexions avec celle-ci. Par son intermédiaire il se trouve en communication avec les nerfs périphériques centripètes qui lui apportent des excitations sensitives, puis avec les nerfs centrifuges chargés de transmettre ses excitations motrices au

(1) Dictionnaire de Jaccoud, art. Convulsion, par le Dr Foville.

système musculaire. Aussi l'a-t-on appelé avec raison le centre réflexe par excellence ; c'est lui le centre des mouvements réflexes sur le mécanisme desquels nous n'avons pas à insister ici. Or certaines convulsions, celles qu'on désigne sous le nom de *réflexes*, ne sont qu'une manifestation morbide du pouvoir excitomoteur de la moelle.

Trois éléments y sont en jeu, comme dans le mouvement réflexe simple : une excitation sensitive, un organe central excitable, un mouvement produit. Mais si le nombre des termes est le même, il n'en est pas de même de leur valeur respective. Pour que la convulsion se produise, il faut, en effet, que l'excitation sensitive soit exagérée en intensité ou en durée, ou que l'organe excitable le soit trop, ou bien enfin que le système musculaire récepteur des incitations motrices soit également trop irritable. Ce sont là autant de conditions favorables à la production des convulsions. Celles-ci auront naturellement d'autant plus de chance de se produire que plusieurs de ces conditions se trouveront réunies.

L'impression sensitive agissant sur le bulbe y développe d'abord une action motrice maxima. Ces incitations motrices de l'organe réflexe sont si intenses et si fréquentes qu'elles se superposent et donnent naissance à des convulsions *toniques*. Puis, l'excitation sensitive s'affaiblissant ou plutôt le pouvoir excito-moteur du bulbe allant en diminuant, les contractions musculaires deviennent moins fréquentes, se séparent, et les convulsions sont devenues *cloniques*. C'est ainsi peut-être qu'on peut expliquer pourquoi, dans les convulsions, la *clonicité* est toujours précédée de *tonicité*. Celle-ci constitue, d'après *Duclos* (1), le caractère essentiel de la convulsion, et elle existerait d'une façon constante même dans les cas où, par suite de sa courte durée, on n'aurait pu l'apprécier.

Nous venons d'étudier rapidement le mécanisme de la convulsion centrale et celui de la convulsion réflexe, laquelle est de beaucoup la plus fréquente chez l'enfant, et qui nous occupera surtout dans le cours de ce travail.

Il nous resterait à dire un mot des convulsions *directes* dues à une excitation directe du nerf moteur centrifuge, entre le centre nerveux et le muscle. Elles sont rares dans la pratique et on ne peut admettre comme démontrées que celles des globes oculaires qui se produisent à la suite d'une irritation du nerf oculo-moteur par une tumeur, une inflammation voisine ou un traumatisme.

Tel est, à grands traits, le mécanisme des convulsions. Passons maintenant à l'étude de leur étiologie.

Etiologie des convulsions en général.

On s'est demandé bien des fois quelle était la *cause prochaine* des convulsions, sans pouvoir jamais répondre à cette question d'une manière satisfaisante. Les résultats fournis par les autopsies et par le microscope sont négatifs, ou à peu près ; de sorte qu'on est obligé d'invoquer, en dernier ressort, une modification particulière des éléments nerveux qui nous est encore inconnue. Pendant longtemps, il est vrai, on avait cru trouver dans la congestion du cerveau que révélait souvent l'au-

(1) Duclos. Thèse de Paris, 1847.

topsie, la cause immédiate de l'éclampsie. Aujourd'hui encore quelques faits d'expérience sembleraient donner à cette opinion une certaine valeur : tels sont les succès incontestables obtenus par *M. Depaul* (1) dans le traitement de l'éclampsie des femmes en couches par la pratique des saignées larges et répétées. Tel est le fait de la diminution ou de la disparition d'accidents nerveux à la suite de purgations ou de l'emploi des antiphlogistiques.

Cependant l'opinion la plus généralement accréditée aujourd'hui est que cette congestion du cerveau n'est pas la cause, mais bien plutôt l'effet des convulsions. Tout au plus entretient-elle une prédisposition à l'éclampsie, et c'est probablement contre cette prédisposition qu'agissent si favorablement, dans certains cas, les antiphlogistiques.

Etiologie des convulsions en particulier.

On a divisé les causes des convulsions en *prédisposantes* et en *occasionnelles ou déterminantes.*

Causes prédisposantes. — Parmi celles-ci, nous trouvons surtout l'*âge*. L'âge, en effet, place l'enfant dans les conditions naturelles les plus favorables à la production des convulsions, et l'expose en même temps à une foule d'affections propres à leur donner naissance. Sans aller aussi loin que *Baumes* (2) qui dit que les enfants, ainsi que le révèlent l'anatomie et la physiologie, paraissent constitués pour être pris de convulsions, nous reconnaî-

(1) Depaul. Clinique obstétricale. Paris, 1876.
(2) Baumes. Convulsions dans l'enfance. Paris, 1805.

trons que le jeune âge est, de toutes les époques de la vie, celle ou l'éclampsie, du moins, est la plus fréquente. Celle-ci est très-fréquente dans les deux premières années, plus rare après cinq ans, et exceptionnelle après sept ans.

Cette disposition particulière que présente le jeune enfant pour l'éclampsie, et que Baumes appelle *convulsibilité*, parait être due surtout à un état spécial du système nerveux.

Il sera bon de rappeler ici quelques détails sur le développement du cerveau chez l'enfant.

Celui-ci est en voie de formation et, par suite, délicat et peu habitué aux impressions de tout genre qu'il reçoit. En vertu de cette impressionnabilité plus grande, l'enfant percevra avec plus de force les impressions sensitives, lesquelles agiront avec plus d'intensité sur les centres nerveux, naturellement plus excitables; ceux-ci, enfin transmettront aux muscles des incitations motrices plus puissantes. Ce qui tend encore à faire dominer chez l'enfant les fonctions motrices, c'est, outre la récente formation du système cérébro-spinal (1) et son défaut d'habitude à recevoir les impressions, le peu de développement de son centre modérateur. Aussi y a-t-il peu ou point d'antagonisme entre le système cérébral et le système cérébro-spinal et, par suite, prédominance du second sur le premier.

Le cerveau est, en général, peu développé avant l'âge de deux ans. Sa forme générale est bien celle du cerveau de l'adulte, mais les détails en sont beaucoup moins

(1) Chez l'enfant, on le sait, la moelle se forme avant le cerveau.

accentués ; ainsi c'est à peine si les circonvolutions y sont indiquées. Quant à sa consistance elle est mollasse, rappelant celle de la colle ou même, d'après *Hervieux* (1), celle d'une bouillie claire et diffluente. En un mot le cerveau, à un an, est à peine ébauché.

Ce qui caractérise encore le cerveau de l'enfant et le distingue de celui de l'adulte, c'est sa circulation. Grâce à la mollesse de la substance cérébrale et à la laxité et le peu de résistance des différentes pièces de la boîte osseuse, le sang peut affluer dans les vaisseaux en quantité relativement plus grande que chez l'adulte. Puis, par une raison analogue, le dégorgement peut se faire d'une façon beaucoup plus complète. Aussi les variations de la pression intra-céphalique (2) sont-elles beaucoup plus considérables, partant les troubles de la circulation et leurs effets beaucoup plus importants.

A mesure que le cerveau se développe, l'antagonisme entre les systèmes cérébral et cérébro-spinal apparaît, augmente et se développe complètement à partir de neuf mois, enfin devient assez puissant pour que les rôles soient intervertis et qu'il y ait alors prédominance du cerveau sur le bulbe. C'est là ce qui existe chez l'adulte. Ce qui chez ce dernier produit le délire ou la folie amène la convulsion chez l'enfant. Aussi a-t-on pu dire

(1) Hervieux. — De l'imperfection du système nerveux considérée comme cause de quelques maladies de l'enfance (in Arch. génér. de méd., 1852, t. XXX, p. 485).

(2) Ces variations de la pression intra-céphalique ont été étudiées et reproduites graphiquement dans une thèse très-remarquable que notre ami et ancien condisciple, le Dr Salathé, vient de présenter tout récemment à la Faculté de médecine de Paris. — Dr Salathé. Recherches sur les mouvements du cerveau. Paris, 1877.

avec raison que la convulsion est le délire de l'enfant. Surexcitabilité du système cérébro-spinal, absence de ce qui pourrait la diminuer, telles sont les deux causes principales, conséquences directes du jeune âge, qui prédisposent l'enfant à l'éclampsie.

D'autres causes, plus secondaires, mais qui ont leur importance, sont l'*hérédité*, toutes les *causes débilitantes* (cachexie, hémorrhagies, diarrhées profuses, etc.), le *rachitisme* (1).

Causes occasionnelles. — Ce sont celles qui, agissant sur un sujet à prédisposition innée ou acquise, déterminent l'explosion des accidents convulsifs. Elles sont innombrables et, pour toutes les énumérer, il faudrait presque rappeler toutes les circonstances capables d'altérer la santé de l'enfant. Il n'est aucune partie du corps, dit *Brachet* (2), où ne puisse résider la cause des convulsions. On a proposé de les classer en causes *médullaires* et causes *extra-médullaires*. On peut aussi les diviser en causes *centrales* susceptibles d'exciter directement le bulbe sans intervention de voies nerveuses; *réflexes*, qui ont pour point de départ une excitation périphérique dont le siége est la peau ou les muqueuses, ou le cerveau lui même; *directes*, qui sont dues à une irritation des nerfs centrifuges eux-mêmes.

Les causes réflexes sont donc cérébrales ou périphériques. Dans le premier groupe il faut ranger les causes, physiques et morales, d'irritation du cerveau qui, toutes, sont capables d'avoir un retentissement sur l'isthme de

(1) Gee. Bartholomew's hospit. — Rep. III, 1867.

(2) Brachet. Convulsions chez les enfants. Paris, 1824.

l'encéphale. Tels sont les traumatismes, les inflammations, les tumeurs ; telles sont aussi les émotions et les passions (colère, jalousie surtout, chez les enfants), les travaux intellectuels excessifs, enfin l'imitation.

Dans le second groupe, celui des causes périphériques, seront rangées les impressions trop vives des organes des sens (vue, ouïe, odorat, tact, etc.), de la peau (éruptions, inflammations, brûlures), des muqueuses (troubles digestifs de tout genre, vers intestinaux), les excitations prématurées et vicieuses des organes génitaux ; enfin toutes les maladies fébriles aiguës (bronchite, coqueluche, pneumonie, etc.).

Tel est, rapidement exposé, l'ensemble des causes prédisposantes et occasionnelles générales des convulsions. — Nous avons cru devoir rappeler, dans le courant de ce premier chapitre les considérations générales qui précèdent. Nous avons cherché à définir, puis à classer les convulsions ; après quoi nous avons abordé l'étude succincte de leur mécanisme, puis celle de leur étiologie générale. Nous avons vu qu'en regard d'une classification des convulsions en centrales, réflexes, directes, on pouvait placer une division toute semblable de leurs causes.

A propos de la prédisposition à l'éclampsie qu'entraîne le jeune âge, nous sommes entré dans quelques détails sur la structure et le fonctionnement du cerveau chez le jeune enfant. Nous avons cherché à expliquer cette « *convulsibilité* » comme l'appelait Baumes, surtout par des raisons tirées de la conformation de cet organe, puis par certaines prédispositions naturelles ou acquises. Nous verrons bientôt que les conditions particulières dans lesquelles l'enfant se trouve placé par le fait de son jeune âge (dentition, sevrage, etc.), sont des causes occasionnelles puissantes des phénomènes convulsifs. C'est ce point qui va faire le sujet de notre étude.

CHAPITRE II.

De la fréquence des convulsions liées à un trouble des voies digestives, et de ses causes.

Historique.

Ce qui frappe quand on fait l'étude des convulsions au point de vue historique, c'est l'absolutisme que professent la plupart des auteurs anciens quand ils s'occupent de leur étiologie. L'un ne voit qu'un trouble des humeurs, l'autre rapporte tout à la dentition ou aux vers. — De nos jours on est moins exclusif et on sait mieux faire la part qui revient aux différentes causes dans la production des accidents convulsifs. Ainsi la plupart des auteurs ont été frappés du rôle important que jouent dans cette étiologie les troubles de l'appareil digestif. Tous n'ont pas mis peut-être ce fait suffisamment en lumière.

Dès les temps les plus reculés les médecins signalent une relation entre les convulsions et les modifications du tube digestif.

Hippocrate regarde les enfants gras, replets et durs de ventre comme prédisposés aux convulsions.

Pour *Aristote*, tout provient d'une nourriture succulente et corpulente, ainsi que de la mauvaise qualité du lait.

Avicenne insiste également sur les troubles de la digestion que produit un lait corrompu ou en quantité trop abondante.

Plus tard *Guillemeau* (1) dit, dans ses œuvres de chirurgie que « la convulsion qui travaille les petits enfants est plutôt engendrée par la réplétion que par l'inanition, d'autant qu'ils abondent souvent en grandes humidités. »

En 1777, *Deleurye* (2) invoque les vers et l'action des matières indigestes.

Mais, parmi tous ces auteurs, celui qui a le plus insisté sur l'action des troubles digestifs sur les convulsions est le Dr *Sablairolles* (3) qui a publié en 1826 un ouvrage intitulé : Recherches sur la prédominance des organes digestifs des enfants sur le cerveau.

Dans cet intéressant travail, l'auteur commence par avancer que l'organe prédominant chez l'enfant est, non pas le cerveau, mais le tube digestif, et il appuie cette opinion sur des faits d'observation d'enfants bien portants et d'enfants malades. Il prétend que très-fréquemment la vraie cause de la convulsion est un dérangement des voies digestives. Si trop souvent on la méconnaît, c'est qu'il n'y a d'ordinaire pas de rapport entre les lésions de l'appareil digestif et les symptômes qui leur correspondent, ceux-ci pouvant être assez insignifiants

(1) Guillemeau. Œuvres de chirurgie, p. 426. Rouen, 1649.

(2) Deleurye. Traité des accouchements, p. 540. Paris, 1777.

(3) Sablairolles. Recherches sur la prédominance des organes digestifs des enfants sur le cerveau. Paris, 1826.

alors que celles-là sont relativement graves. Une autre raison est que ces affections retentissent avec la plus grande facilité sur le cerveau et en imposent pour une maladie de l'encéphale. « Les affections cérébrales et les autres, va jusqu'à dire l'auteur, reconnaissent presque toujours chez l'enfant pour cause une altération quelconque des organes digestifs ou du trisplanchnique et de ses ramifications. » C'est peut-être aller trop loin. — Enfin la partie la plus considérable de l'ouvrage renferme de nombreuses observations de troubles nerveux de toute sorte liés à des troubles digestifs. Nous aurons l'occasion d'y revenir avec plus de détails.

Quelques années avant Sablairolles, *Baumes* (1) avait fait paraître un Traité sur les convulsions, qu'aujourd'hui encore on lit avec fruit et dans lequel il consacre près de 300 pages à l'exposition de leurs causes. Il met les troubles digestifs au rang des causes principales, mais sans y insister d'une façon particulière. « C'est surtout, dit-il, chez les enfants d'un bas ordre que les convulsions sont consécutives à un embarras dans les entrailles. »

Un peu plus tard *Brachet* (2), puis *Billard* (3), s'occupent à ce point de vue des altérations de l'intestin, mais sans les mettre bien en relief. Billard dit même que les convulsions sont le plus souvent le résultat d'une méningite rachidienne ou cérébrale; celle-ci, il est vrai, est fréquemment amenée par une affection de l'estomac.

(1) Baumes. Loc. cit.
(2) Brachet. Loc. cit.
(3) Billard. Maladies des enfants. Paris, 1828.

Graves (1) et *Andral* (2) sont d'un avis opposé. Le médecin de Dublin disait dans une leçon publiée dans le London medical and Physical Journal, et reproduite dans la Gazette des Hôpitaux, que les convulsions sont très-fréquemment occasionnées, surtout dans les six premiers mois, par la dentition et l'irritation de l'intestin. — *Andral*, dans ses leçons sur les convulsions, parlait de l'influence puissante de la dentition et des inflammations de la muqueuse intestinale. — Les causes des convulsions chez les enfants résident le plus fréquemment dans l'estomac et le canal intestinal, disait *Hufeland* (3), après lui.

En 1851, dans des leçons sur les convulsions, *Trousseau* (4) déclarait que l'indigestion est la cause la plus commune des convulsions chez les enfants. — Deux ans plus tard, *Rilliet* et *Barthez* (5), dans leur Traité sur les maladies des enfants, n'allaient pas aussi loin que le médecin de l'Hôtel-Dieu.

Au contraire, *Guersant* et *Blache* (6) écrivaient que dans le plus grand nombre des cas, les convulsions reconnaissent pour cause un dérangement des fonctions digestives.

Barrier (7) est du même avis; il considère l'appareil digestif comme celui qui, par l'exercice de ses fonctions et par les modifications qu'y apportent les maladies, a

(1) Graves. Leçons sur les convulsions (in Gaz. des hôp., 1333, p. 381).
(2) Andral. Leçons sur les convulsions (in Gaz. des hôp., 1833, p. 360).
(3) Hufeland. Manuel de médecine pratique. Paris, 1848, trad. franç.
(4) Trousseau. Gaz. des hôp., 1851, p. 268.
(5) Rilliet et Barthez. Traité des maladies des enfants, t. II. Paris, 1853.
(6) Guersant et Blache. Dictionnaire en 30 volumes, art. Eclampsie.
(7) Barrier. Traité pratique des maladies des enfants. Paris, 1861.

le plus d'influence sur le développement des maladies convulsives de l'enfance.

Pour *West* (1), la dentition serait la cause principale des convulsions.

MM. *Bouchut* (2), *Ferrand* et *Vidal* (3), *Meigs* et *Pepper* (4), croient que les troubles de l'intestin sont souvent la cause de l'éclampsie.

M. *Parrot* (5), dans un ouvrage tout récent sur l'*Athrepsie*, et dans une étude fort intéressante publiée en 1872 dans les Archives générales de médecine, s'occupe également de la relation qui existe entre les troubles fonctionnels de l'intestin et l'apparition des convulsions. Il a certainement fait faire un grand pas à l'étude de ce point de la science par la manière originale dont il a su exposer la pathogénie des accidents encéphalopathiques. Nous y reviendrons un peu plus tard avec plus de détails.

Enfin le Dr *J. Simon* (6), dans une brochure toute récente sur la *Dyspepsie*, déclare que l'indigestion est une des causes les plus fréquentes des convulsions de la première enfance.

On le voit, tous les auteurs signalent la cause dont nous parlons; tous ne sont pas également disposés à lui assigner une des premières places.

(1) West. Leçons cliniques sur les maladies des enfants (trad. par le Dr Archambault. Paris, 1875.

(2) Bouchut. Traité des maladies des nouveau-nés, 6e édit. Paris, 1873.

(3) Ferrand et Vidal. Art. Convulsions (in Diction. de Dechambre).

(4) Meigs and Pepper. Diseases of children London, 1874, 5th. édition.

(5) Parrot. Etude sur l'encéphalopathie urémique, etc. (in Arch. gén. de méd, 1872, p. 257).

(6) J. Simon. De la dyspepsie (extrait de l'Union médicale). Paris, 1877.

Dans une de ses conférences cliniques à l'hôpital des Enfants, le Dr Simon portait à 95 % environ le taux de fréquence de cette condition étiologique. On comprend qu'il est difficile, en pareille matière, de donner des chiffres exacts. Pour dresser une pareille statistique, la pratique tout entière d'un médecin n'y suffisait pas. Il faudrait aussi tenir compte de la position sociale des malades; en effet, c'est surtout dans la classe pauvre qu'on rencontre fréquemment chez les enfants les maladies du tube digestif, et, par suite, souvent aussi les accidents éclamptiques (1). Néanmoins ce serait se tromper que de croire les enfants des classes riches exempts des mêmes maux (2). Bien que le contraire eût paru plus probable, ceux-ci sont encore assez fréquents pour autoriser le médecin appelé auprès d'un enfant pris de convulsions, à songer avant tout à un trouble des fonctions digestives, quelle que soit d'ailleurs la classe sociale à laquelle il appartienne.

Dans l'exposé rapide que nous avons fait des causes générales des convulsions, nous avons cherché à établir que ce qui prédisposait surtout les enfants aux convulsions, c'était la délicatesse de leur système nerveux, et le peu de développement du cerveau par rapport à celui du système cérébro-spinal. Nous voudrions montrer maintenant l'influence d'une autre cause puissante qui

(1) D'après MM. Rilliet et Barthez, c'est également dans la classe pauvre qu'on rencontrerait de préférence le spasme de la glotte (Traité des maladies des enfants. t. II, p. 549).

(2) C'est aussi l'avis du Dr Tillner.

Tillner. Ueber die Krämpfe von Kindesalter vom genetischen Standtpunkte (in Journal für Kinderkrht, 1856, t. 26 à 27, p. 23).

n'est, comme la précédente, l'apanage que des enfants en bas-âge : nous voulons parler du trouble des fonctions de l'intestin.

Jetons un coup d'œil sur la structure de l'appareil digestif de l'enfant, et voyons comment il fonctionne. Nous comprendrons ainsi pourquoi cet organe se dérange si aisément. Puis nous examinerons les rapports qui le relient au système nerveux.

Cette double étude nous fournira sans doute l'explication de la fréquence des convulsions liées à un trouble des fonctions digestives.

De l'appareil digestif chez l'enfant. — L'enfant est un être qui croît et qui ne continue à vivre qu'à condition de continuer à croître. Sans cesse il faut, pour que les gains surpassent les pertes, qu'une quantité relativement considérable de nourriture soit ingérée et absorbée. On conçoit de quelle importance est le rôle de l'appareil digestif auquel est dévolue la tâche de fournir aux besoins de tout l'organisme. Aussi son activité est elle excessive et presqu'à chaque instant mise en jeu. C'est lui, l'organe prédominant chez le petit enfant.

Mais, en vertu d'une loi physiologique, un organe se dérange d'autant plus facilement dans son fonctionnement qu'il a une activité plus grande. C'est ce qui a lieu pour l'appareil digestif de l'enfant qui présente en outre le désavantage d'être fort délicat par suite de sa récente formation. Activité exagérée, délicatesse de structure, tels sont les deux facteurs qui concourent à créer à l'organe de la digestion une prédisposition spéciale à se laisser influencer par les nombreuses impressions perturbatrices qu'il reçoit. Une autre cause de trouble, sur laquelle on ne saurait trop insister, réside dans un mode d'alimentation vicieuse. Il est peu de questions aussi importantes pour l'intérêt non pas seulement présent, mais futur du nourrisson,

Or il résulte de l'étude anatomo-physiologique de l'appareil digestif de l'enfant, que ce dernier est absolument formé pour une alimentation lactée, et en particulier, pour le lait maternel. L'absence des fonctions de mastication et de salivation, le petit volume de l'estomac et sa position presque verticale exigeaient un aliment déjà tout préparé pour l'absorption, et qui n'eût pas besoin d'un long séjour dans cet organe. L'aliment devait être complet et suffire seul à toutes les exigences de l'organisme, faible d'abord au début comme lui, puis augmentant de force et de qualités nutritives à mesure que ce dernier se développerait davantage lui-même. C'est ainsi que la Providence a su admirablement former l'appareil digestif de l'enfant pour le lait maternel et celui-ci pour l'organe de la digestion. Et pourtant que de fois cette loi est violée ! que de fois l'enfant reçoit comme aliment tout, sauf le seul aliment qui lui conviendrait. Il ne s'est pas passé de jour peut-être, à la consultation de l'hôpital des Enfants malades, que nous n'ayons entendu répondre à des parents qu'on interrogeait sur le mode d'alimentation de leur enfant : « Il mange de tout, comme nous. »

Il est facile de prévoir les troubles que va présenter un organe délicat, doué d'une activité excessive, organisé pour un aliment formé exprès pour lui dans l'organisme maternel, à qui on vient offrir une nourriture qu'il ne peut ni digérer ni absorber. Malheureusement ces troubles ne demeurent pas toujours localisés. En vertu des rapports qui unissent le tube digestif à l'encéphale, ils retentissent sur ce dernier et amènent des accidents nerveux de toute sorte, qui varient depuis l'agitation nerveuse la plus ordinaire jusqu'aux mouvements convulsifs les plus violents. Ce sont là de graves complications qui souvent font tout le danger de l'affection intestinale. Souvent ces troubles ner-veux sont si intenses qu'ils masquent plus ou moins complètement les manifestations du côté de l'intestin qui leur ont donné naissance et qu'on méconnaît alors facilement.

Quels sont donc les rapports qui unissent la vie de l'appareil de la digestion à celle du cerveau ? On peut, nous semble-t-il, en distinguer trois sortes : des rapports de *circulation*, de *nerfs à nerfs*, de *nutrition*.

1° *Rapports de circulation.* — Ils sont un peu contestables et, dans tous les cas, ne paraissent être qu'indirects. Sans doute, à l'autopsie d'enfants morts dans les convulsions à la suite d'une maladie de l'intestin, on trouve fréquemment une injection du cerveau et de ses membranes, voire même de l'œdème cérébral. Mais que de cas de convulsions sans congestion cérébrale, et que de cas de congestion du cerveau sans convulsions ! il est beaucoup plus rationnel d'admettre que cette congestion est l'effet plutôt que la cause de l'éclampsie, laquelle introduit ainsi un élément de gravité de plus dans l'état du malade.

L'anémie du système nerveux central et, par suite, de la moelle allongée peut, plutôt que la congestion peut-être, dépendre d'une maladie du tube digestif. Mais cette relation n'est qu'indirecte ; pour l'expliquer il faudrait déjà invoquer une diminution dans la masse totale du sang causée par des déperditions diarrhéiques abondantes, ou longtemps répétées.

2° *Rapports de nerfs à nerfs.*—Il existe entre l'encéphale ou plutôt entre le système cérébro-spinal et l'intestin, une foule de traits d'union nerveux directs ou indirects représentés par les branches des pneumogastriques et par celles du grand sympathique. Les portions tout à fait supérieures de l'appareil digestif sont de plus reliées au centre nerveux par les filets du trijumeau et par d'autres nerfs sensitifs. Grâce à ces rapports, il peut se faire un échange d'impressions entre l'appareil de la digestion et le bulbe qui, on le sait, outre sa qualité de centre moteur par excellence, a encore pour mission de présider aux actes les plus importants de la vie végétative et, en particulier, au fonctionnement de l'organe digestif. Tant que ces impressions réciproques restent physiologiques, elles n'ont d'autre effet que d'assurer le jeu régulier de la digestion. Les excitations portées au bulbe deviennent-elles au contraire pathologiques, et le bulbe est-il en même temps plus excitable, tout change. La réaction de la moelle allongée dépassera les limites d'une incitation motrice normale, et la convulsion éclatera.

Tel est le mécanisme des convulsions déterminées par les troubles de la dentition, par les vers intestinaux, et probablement par l'indigestion, ainsi que nous ne tarderons pas à le constater.

3° *Rapports de nutrition.* — Si, comme il semble, les troubles de l'intestin ont, en général, peu d'influence sur la quantité du sang de la moelle allongée, ils paraissent en exercer une très-réelle sur la qualité de ce sang, et par conséquent, indirectement sur la nutrition du centre nerveux. C'est que l'intestin est le dispensateur de la nourriture de tous les tissus de l'organisme, de celle du système nerveux également. Que, malade, il remplisse mal ses fonctions, il fournira de mauvaise nourriture et en quantité insuffisante : double cause qui fera souffrir le bulbe et pourra amener des désordres nerveux.

C'est ainsi qu'à la suite d'affection chronique du tube digestif, de la dyspepsie par exemple, ou d'une gastro-entérite chronique, on voit si souvent l'éclampsie terminer la scène. L'*athrepsie*, cet état de dépérissement général du corps dont le professeur *Parrot* (1) a fait une entité morbide, a fini par se produire. Les recettes sont nulles ou à peu près, les dépenses excessives. L'épuration de l'économie est considérablement diminuée parce que les tissus, sacrifiés eux-mêmes à l'entre-tien de la vie de l'organisme, ne peuvent se décharger des produits de leur combustion, le sang dans lequel ils les verseraient étant lui-même chargé d'impuretés. Il en résulte des troubles nerveux en tout semblables à ceux de l'urémie. Aussi M. Parrot (2) à qui on doit cette ingé-

(1) Parrot. Clinique des nouveau-nés. De l'athrepsie. Paris, 877.

(2) Parrot. Loc. cit. (in Arch. gén. de méd., 1872, t. XIX, p. 257).

nieuse théorie, dit-il avec raison dans ses études sur « l'*encéphalopathie urémique des nouveau-nés* », que les lésions rénales ne sont pas indispensables pour produire l'urémie, bien qu'en étant la cause la plus efficace et la plus fréquente.

M. Parrot insiste aussi sur la fréquence des stéatoses que l'athrepsie détermine dans les organes, notamment dans les reins. C'est par l'intermédiaire de cette modification du rein qu'il croit devoir rattacher d'ordinaire les accidents névropathiques aux altérations de l'intestin. « Les désordres nerveux, dit-il, ne sont pas sous la dépendance immédiate de ceux de la digestion ; mais entre ces deux ordres de phénomènes existent des chaînons intermédiaires, lésions organiques et troubles fonctionnels, qui d'une manière alternative, jouent vis-à-vis les uns des autres le double rôle de cause et d'effet. »

En résumé, les convulsions sont très-fréquemment liées chez l'enfant aux troubles du tube digestif en vertu 1° de la facilité avec laquelle cet organe si actif et si délicat tout à la fois se laisse déranger dans son fonctionnement; 2° En vertu des rapports plus ou moins directs, mais réels qui unissent l'intestin au cerveau et qui permettent aux troubles fonctionnels de l'un de retentir sur le centre nerveux, de manière à donner naissance à des convulsions.

Après ces quelques considérations générales, nous allons aborder, dans le chapitre suivant, l'étude spéciale des principaux troubles du système digestif capables de provoquer des accidents convulsifs.

CHAPITRE III.

Des troubles des différentes parties de l'appareil digestif, étudiés au point de vue de la genèse des convulsions.

Nous nous proposons, dans ce chapitre, de passer en revue successivement les troubles de l'appareil digestif et de les étudier au point de vue de la part qui leur revient dans la genèse des convulsions. Nous insisterons surtout sur les principaux d'entre eux, la *dentition*, l'*indigestion stomacale* et *intestinale*. la *dyspepsie*, la *diarrhée*, la *constipation*, et nous passerons rapidement sur ceux qui ont une moins grande valeur.

Dans l'exposé qui va suivre, nous adopterons l'ordre anatomique et nous diviserons ainsi les troubles de l'appareil digestif en trois classes : 1° ceux des parties situées au-dessus de l'estomac ;

2° Ceux de l'estomac ;

3° Ceux de l'intestin.

I. *Troubles des parties situées au-dessus de l'estomac.*

DENTITION.

Parmi les états pathologiques de cette région, il n'en est guère qu'un d'important au point de vue étiologique de l'éclampsie, c'est une *dentition anormale*. En effet, les autres affections de la bouche et les maladies du pharynx peuvent bien être accompagnées de convulsions, mais celles-ci dépendent alors plutôt d'un état fébrile général ou d'une modification de la masse du sang, ou encore d'un trouble des fonctions digestives.

Pourquoi l'éclampsie est-elle si fréquente pendant la période de la dentition? Il faut tenir d'abord compte sans doute de l'irritation déterminée sur les bouts périphériques des nerfs sensitifs de la gencive par le percement des dents. On a même insisté sur la facilité avec laquelle les accidents névropathiques se produisent à la suite d'excitations des filets du trijumeau. Cette irritation légère peut-être, mais prolongée, serait transmise au bulbe, et celui-ci y répondrait par une réaction qui se traduirait par ces troubles vaso-moteurs si fréquents pendant la dentition (salivation, rougeur des joues, dans certains cas, flux diarrhéique) par un agacement nerveux particulier, enfin par des convulsions.—Il n'est pas rare d'ailleurs de voir des accidents convulsifs ayant apparu à l'occasion du travail de la dentition disparaître au moment du percement des dents, à la suite de la scarification ou de l'incision des gencives. Ces accidents constituent même d'après *Fonssagrives* (1), l'indication principale de leur section.

La science possède un certain nombre d'exemples de ce genre. Baumes, dans son Traité sur les convulsions, rapporte entre autres faits que *Hunter* ne peut guérir un enfant atteint de convulsions des muscles fléchisseurs des mains et des pieds qu'en scarifiant les gencives jusqu'aux dents, ce qui dissipa les convulsions en moins d'une demi-heure. Lui-même

(1) Fonssagrives. Incision des gencives (in Bulletin de thérapeutique, 3 novembre 1864).

a vu son enfant guéri d'éclampsie par cette petite opération. — Le professeur *Dubois* fut un jour appelé à donner ses soins à un petit malade dont l'observation se trouve relatée en détail dans les Archives générales de médecine (1). Cet enfant, âgé de 14 à 15 mois, avait déjà été atteint de convulsions à l'occasion de l'éruption des dents incisives. Au moment où Dubois le vit, il était pris des mêmes accidents convulsifs. Le savant accoucheur pratiqua une incision cruciale sur quatre petites saillies produites par les quatre premières molaires qui tendaient à sortir, et ordonna un bain tiède. Au bout d'une heure, tous les accidents avaient disparu. Deux jours après, répétition des mêmes accidents, mais moins violents, à l'occasion du percement des canines, même opération suivie du même succès.

Mais le fait le plus curieux est le suivant, il est attesté par M. *Robert* (2) et rapporté dans l'ouvrage de Baumès (3). M. *le Monier* voulant étudier ce qui se passait dans l'alvéole de la dent pendant le travail de la dentition, se servit à cet effet du corps d'un enfant qui était, lui avait-on dit, mort de convulsions. Il fait une grande incision sur les gencives de l'enfant. A peine celle-ci est-elle faite que soudain, à sa grande surprise, l'enfant reprend vie. Il avait détruit le spasme qui tenait le petit malade en état de mort apparente, en enlevant la cause qui lui avait donné naissance.

De tels faits n'ont pas besoin de commentaires et prouvent suffisamment que le travail qui se passe dans

(1) Arch. gén. de méd., 1831, t. XXVII, p. 251.
(2) Robert. Traité des principaux objets de médecine, t. II, p. 311.
(3) Baumes. Loc. cit., p. 249.

l'alvéole pendant la dentition est par lui-même une des causes de la fréquence de l'éclampsie chez les enfants qui font des dents. Celle-ci, a-t-on dit, éclate surtout à deux époques, au moment où le germe se forme, puis au moment où la dent va paraître. — La dentition donne encore naissance d'une façon indirecte aux phénomènes convulsifs, en provoquant chez l'enfant l'apparition de la diarrhée. C'est un fait d'observation que les enfants en pleine dentition sont très-fréquemment pris de diarrhée.

D'après *Legendre* (1), sur 28 enfants atteints de diarrhée, il y en aurait 14 chez qui elle doit être attribuée au travail de la dentition.

Bouchut (2) donne une proportion plus grande encore; elle serait, non plus de moitié, mais de 4/5. Sur 138 enfants pendant la dentition, 26 seulement, c'est-à-dire le 1[5 environ, échappent à la diarrhée, et 46, c'est-à-dire le 1[3 en sont atteints d'une façon intense.

Les anciens auteurs, pour expliquer cette remarquable coïncidence de la diarrhée et de la dentition, admettaient une relation sympathique entre l'intestin et la gencive, siége de la poussée dentaire. C'est ainsi qu'ils rendaient compte de quelques faits de diarrhée, laquelle avait duré pendant tout le temps du travail de la dentition et avait disparu au moment du percement des dents. Aujourd'hui qu'on est un peu plus avancé dans les études physiologiques, on a substitué au mot de sympathie celui d'action réflexe. C'est en effet probablement grâce à un réflexe

(1) Legendre. Mémoire sur la diarrhée des enfants.
(2) Bouchut. Loc. cit.

que naissent certains flux diarrhéiques, résultats d'un trouble vaso-moteur dont le centre est le bulbe et le point de départ une irritation dentaire.

Ces complications intestinales ont d'ailleurs encore une autre cause. Au moment de la dentition, le tube intestinal subit des modifications qui le mettent dans un état particulier de susceptibilité; la poussée dentaire est une de ces modifications; les glandes salivaires commencent à sécréter, les glandes intestinales se préparent à entrer en activité. Dans ces conditions, la moindre cause suffit pour déranger le fonctionnement du tube digestif et pour amener de la diarrhée par exemple. Tel est l'agacement nerveux que détermine chez l'enfant la poussée des dents, joint au trouble de la nutrition générale plus ou moins accentué qui l'accompagne et qui a aussi son retentissement sur les fonctions de l'intestin. — Les écarts de régime, malheureusement trop fréquents à cette époque, agissent dans le même sens.

On voit donc que la dentition peut amener l'éclampsie par deux mécanismes différents : 1° par voie directe, à la suite d'une irritation nerveuse périphérique d'intensité médiocre peut-être, mais prolongée ; 2° par action indirecte en donnant naissance à une diarrhée réflexe ou en modifiant la nutrition générale de manière à favoriser les troubles des voies digestives.

II. — *Troubles de l'estomac.*

INDIGESTION. — DYSPEPSIE.

Nous ne nous occuperons ici que des troubles fonctionnels de l'estomac qui ne sont liés à aucune altération organique appréciable, de la *dyspepsie aiguë* ou *indigestion* et de la *dyspepsie habituelle* ou *chronique*. Nous rechercherons le rôle que jouent ces modifications des fonctions de la digestion dans la genèse de l'éclampsie.

Auparavant il sera utile de jeter un coup d'œil rapide sur les causes de la dyspepsie chez le jeune enfant. On peut dire que, dans la grande majorité des cas, celle-ci est due à un mode vicieux d'alimentation ou de sevrage. Il ne suffit pas de donner à l'enfant un aliment convenable ; encore faut-il le lui faire prendre conformément à certaines règles dont l'ensemble constitue le régime normal.

L'indigestion est d'ordinaire la suite de causes perturbatrices plus ou moins passagères, telles que celles qui proviennent d'écarts de régime, d'altération momentanée du lait à la suite d'une violente émotion morale de la nourrice, de l'apparition des règles ou d'une nouvelle grossesse pendant l'allaitement ; de mauvaise qualité du lait ou de tétées trop fréquentes et irrégulières ; enfin d'un état particulier de l'estomac de l'enfant caractérisé par une acidité exagérée.

L'enfant pris d'indigestion pâlit ; il devient agité ; souvent apparaissent des mouvements convulsifs des globes oculaires ou quelques contractures des doigts. La scène peut se terminer par des vomissements qui provoquent le rejet d'un coagulum de lait non digéré et acide ; ou bien l'indigestion se propage à l'intestin et se prolonge ainsi pendant quelques jours.

Si les causes d'indigestion se répètent souvent, l'état de nutrition générale de l'enfant en souffre. L'organe de la digestion ne fonctionne plus ou fonctionne mal ; le corps perd de son poids, l'enfant devient dyspeptique, puis diarrhéique ; et, si cet état se prolonge, athrepsique. — Nous avons fait pressentir déjà que l'athrepsie, par le trouble de la nutrition générale qu'elle suppose, est une source féconde de convulsions. Nous verrons que la diarrhée ne prédispose pas moins aux accidents éclamptiques. L'enfant dyspeptique sera donc malheureusement dans les conditions les plus favorables pour être pris de convulsions. Cet état crée chez lui une exagération de la sensibilité du tube digestif en vertu de laquelle la cause même la plus légère d'irritation peut provoquer des accidents encéphalopathiques sérieux. Ce qui fait, d'après Trousseau, le danger de la diarrhée, conséquence de la dyspepsie, c'est qu'elle prédispose à l'indigestion. Celle-ci, nous l'avons vu, est une cause puissante de convulsions, sans doute parce qu'elle s'accompagne d'une irritation vive de la muqueuse de l'estomac déterminée par l'action toxique des aliments non digérés.

Le Dr *West* (1) dit que, avant la première année, la mort par les convulsions constitue les 73, 3 o/o des cas de mort par les maladies du système nerveux. Or, c'est précisément à cette époque de la vie que les troubles gastro-intestinaux sont le plus fréquents.

Nous nous proposons maintenant de rapporter certains faits d'observation qui marquent bien de quelle importance est l'indigestion dans la genèse des convulsions.

(1) West. Loc. cit., p. 43.

Le premier fait que nous relatons a été observé par Trousseau (1).

Obs. I. — **Enfant atteint de diarrhée à la suite d'un sevrage prématuré ! Guérison par les évacuants.**

Un enfant de 4 mois qui, pendant les quatre premiers mois de son existence, n'avait reçu d'autre nourriture que le lait de sa nourrice, est sevré prématurément au bout de ce temps. Il est pris d'une diarrhée qui dure quelques semaines.

Un jour ses parents lui font prendre des aliments en trop grande abondance. Aussitôt éclatent une indigestion et bientôt des mouvements convulsifs qui durent six jours presque sans intermittence. Le septième jour l'enfant est amené à l'hôpital et le professeur Trousseau trouve à sa visite un petit malade en proie à des mouvements convulsifs des globes occulaires intermittents, revenant toutes les deux ou trois minutes, accompagnés de raideur des membres inférieurs et plus particulièrement de la la jambe droite. Les orteils sont écartés en éventail. On prescrit des affusions froides et le calomel à l'intérieur. — Le soir même les convulsions avaient cessé.

Ce fait montre clairement combien les enfants dyspeptiques sont exposés à l'indigestion et quelle gravité celle-ci peut revêtir dans ces conditions. Il n'est peut-être pas très-probant au point de vue de l'efficacité du traitement qui, dans ce cas, ainsi que nous le verrons, doit être surtout celui de l'indigestion. Voici un autre exemple plus concluant. Nous le trouvons relaté par MM. Guersant et Blache (2).

(1) Trousseau, Gaz. des hôp., 1842, p. 221.

(2) Guersant et Blache, Art. Eclampsie (Diction. en 30 volumes).

Obs. II. — Eclampsie à la suite d'une indigestion. Guérison par un vomitif.

Une petite fille, atteinte depuis plusieurs heures d'horribles convulsions contre lesquelles on avait épuisé tous les remèdes usités (sangsues, révulsifs, antispasmodiques), allait infailliblement périr quand l'un des deux médecins qui rapportent ce fait arrive près d'elle. Elle était froide et respirait à peine. Après l'avoir un peu ranimée par des frictions irritantes et un cordial, il administra à la petite malade un vomitif et chercha à provoquer le vomissement en titillant la luette Il soupçonnait une indigestion, malgré les assertions contraires des parents. Le succès dépassa ses espérances. Après des tentatives longtemps infructueuses, il finit par faire vomir l'enfant. Celle-ci rejeta une quantité d'aliments non dirigés. Aussitôt après, la connaissance lui revint et on vit cesser non-seulement les convulsions, mais encore l'hémiplégie qui durait depuis le début.

Cette observation renferme une vérité pratique importante que nous chercherons à mettre en relief dans nos conclusions, à savoir que le médecin appelé à donner ses soins à un enfant pris de convulsions ne doit jamais négliger de songer à la possibilité d'une indigestion, alors même que tout semblerait concourir à éloigner cette idée.

Le docteur *Rilliet* (1) a publié dans la *Gazette médicale* un mémoire fort intéressant « sur quelques-unes des maladies gastro-intestinales de la première enfance. » Il renferme plusieurs observations très-instructives au point de vue où nous nous plaçons, entre autres celle qui suit :

Obs. III. — Indigestion causée par l'ingestion de grains de blé mal mûrs. — Convulsions. — Guérison par les évacuants.

Un petit garçon de 26 mois, fils de paysan fort et vigoureux,

(1) Rilliet. Gaz. méd., 1853, p. 81.

avait mangé dans un champ une grande quantité de grains de blé mal mûrs. Dans la soirée il fut pris de vomissements incessants et d'une diarrhée abondante avec fièvre et agitation alternant avec de l'assoupissement, en un mot de tous les syptômes d'une indigestion gastro-intestinale. Au moment où le médecin le voit, il a le facies altéré, les yeux cernés ; les vomissements sont fréquents, la diarrhée verdâtre, l'abdomen est douloureux à la pression. On prescrit : calomel 0 gr. 05, puis, trois heures après, du bismuth. — Peu de temps après l'enfant est pris à plusieurs reprises de convulsions qui durent quelques minutes et sont suivies d'un coma presque complet qui persiste après la cessation des accidents éclamptiques. Les vomissements cessent, mais la diarrhée dure pendant quelques jours encore. Au bout de peu de jours la guérison est complète.

Ici il y a eu évidemment plus qu'une simple indigestion passagère. Le trouble initial de la digestion a donné naissance à une véritable gastro-entérite, accompagnée d'éclampsie. Ainsi qu'on le voit par ces exemples, les convulsions liées à une indigestion n'amènent pas la mort d'ordinaire, pour peu qu'on sache reconnaître leur cause et la faire disparaître à temps. Dans certains cas malheureux il se produit une gastro-entérite à forme cérébrale grave qui enlève le malade. C'est ce qui s'est passé dans le fait suivant que nous empruntons au docteur Steinthal (1).

Obs. IV. — **Convulsions et accidents apoplectiques. — Mort.**

Un garçon de 6 ans. bien portant jusque là fut pris un jour, après avoir mangé de grandes quantités de gâteau, d'une fébricule gastrique. On lui fit prendre un vomitif. Quelques jours après, aggravation des accidents : céphalée, puis convulsions du

(1) Steinthal. Beiträge zur Lehre von den Enkephalo pathieen des Kindlichen Alters (in Journal für Kinderkrht, 1853, t. XX et XXI).

côté droit. Accidents apoplectiques (ptosis, hémiplégie) constipation opiniâtre. Mort au bout de quarante-huit heures à peine. — A l'autopsie, on trouve le cerveau et ses membranes injectés et recouverts d'une lymphe plastique. Dans les ventricules, un peu de sérosité rouge.

Nous pourrions multiplier les exemples et citer avec Baumes l'observation de deux enfants épileptiques dont la maladie était causée, paraît-il, par le trop grand et trop long usage des poireaux, dont ils avaient presque entièrement vécu.

Nous pourrions raconter l'histoire d'un jeune garçon de 3 ans dont parle Brachet et qui fut pris de perte de connaissance et de convulsions après avoir avalé une pomme crue. Il nous suffira de répéter les paroles de Guersant et Blache (1) : « Vingt fois nous avons vu survenir les convulsions les plus graves chez de jeunes enfants qui avaient mangé des raisins secs, des morceaux de carottes, des pommes crues, des lentilles, des pois, des pommes de terre, des haricots malcuits, puis tout rentrer dans le plus grand calme aussitôt que ces substances indigestes avaient été rejetées au-dehors, soit par les vomissements, soit par les selles. »

Enfin qu'on nous permette de rapporter ici en détail une observation très-intéressante que nous devons à l'obligeance de M. le docteur Simon.

Obs. V. — Indigestion. — Convulsions. — Gastro-entérite à la suite de l'indigestion. — Guérison de l'éclampsie par le traitement de l'affection du tube digestif.

Enfant du sexe féminin, blonde, grande pour son âge, âgée de 18 mois, très-nerveuse. Ses parents sont tous deux de tem-

(1) Guersant et Blache. Loc. cit.

pérament nerveux. Elle mange de tout depuis qu'elle a été sevrée il y a trois mois, et prend des œufs, légumes, fruits, et de laviande. Malgré cela elle estbien portante, si on en excepte toutefois une légère constipation il y a un mois, et une diarrhée il y a quinze jours.

Elle a 16 dents ; les autres semblent près de sortir.

Le 8 novembre 1873, le docteur Simon est appelé auprès d'elle pour des vomissements qui l'avaient prise dans la journée, après une promenade qui avait suivi presque immédiatement un déjeûner copieux. Les vomissements ont alimentaires; l'enfant rend simplement son déjeûner.

On prescrit de la magnésie — la diète, et le repos de l'enfant dans la chambre.

Deux heures après, à 11 du matin, une fièvre intense éclate. Peau sèche, pouls à 140, température élevée. Le visage est pâle, les yeux excavés; l'enfant vomit des matières muqueuses. Agitation caractérisée par des mouvements d'impatience et des soubresauts.

10 nov. — A huit heures du matin visage empourpré, même état fébrile. Somnolence alternant avec de l'agitation. Les vomissements continuent toujours.

On fait prendre un vomitif.

Poudre d'ipéca.	0 gr. 60
Sirop.	30 gr.

Après la seconde cuillerée, l'enfant est prise de convulsions violentes avec perte de connaissance. roulement des globes oculaires, agitation de tout le corps, surtout à droite. Un confrère qu se trouvait dans le voisinage est appelé en toute hâte et conseille des inhalations d'éther. il prescrit une potion antispasmodique, musc 1 gr., bromure de potassium 2 gr., éther 6 gouttes, sirop d'althæa 30 gr., eau 120 gr.

Une demi-heure après le début des convulsions, le docteur Simon arrive et trouve l'enfant dans le même état. — Bain sinapisé pendant plusieurs minutes. — Peu à peu les mouvements convulsifs cessent; l'enfant reprend un peu sa connaissance. Bientôt un nouvel accès deconvulsion le saisit. — Inhalations d'éther versé sur un mouchoir toutes les demiheures, une cuillère à bouche de la potion antispasmodique. — Cet état se prolonge jusque vers une heure, et à partir de ce moment, les convulsions cessent.

On continuera la potion et on mettra à l'enfant des bottes de ouate saupoudrée de farine de moutarde. — Toute la soirée et la nuit de cette journée du 10 novembre, fièvre à 140-160 pulsations, peau chaude. Somnolence alternant avec de l'agitation. Soif vive, une selle après lavement purgatif.

Le 11 novembre. Un peu d'amélioration. — Continuer la potion.

Le 12 novembre. La fièvre tombe. — Diarrhée. — On administre une potion au bismuth, de l'eau de Vichy, lavement amidonné.

On ajoute bientôt à la potion au bismuth de l'élixir parégorique.

Le 13 novembre. La fièvre tombée le 12 est revenue dans la nuit. Ce matin elle est calme. Continuer le même traitement, celui du trouble de l'intestin.

A partir de ce moment l'enfant n'a plus de convulsions et au bout de peu de jours elle est complètement guérie.

En novembre 1876, c'est-à-dire 3 ans après l'apparition de ces premiers accidents, l'enfant fut de nouveau reprise de convulsions, dans des conditions analogues à la première fois, à la suite d'un repas trop copieux. Le lendemain, guérison complète après un traitement qui s'adressait à l'indigestion.

Cette observation est une nouvelle preuve de la relation qui existe entre l'état du tube digestif et l'apparition des accidents convulsifs. Elle nous montre une enfant nerveuse, née de parents nerveux et se trouvant en outre dans les conditions les plus favorables pour être prise de convulsions (mode d'alimentation vicieux pendant la dentition). Ces convulsions éclatent en effet, un jour, à la suite d'une indigestion. On s'occupe d'abord de traiter l'élément convulsif, puis on s'adresse à la gastro-entérite qui s'est produite à la suite de l'indigestion. Le véritable traitement de l'éclampsie a donc été ici le traitement de l'affection intestinale à laquelle elle était liée. L'enfant, trois ans plus tard, est prise d'une récidive : un nouvel accès de convulsions se déclare, également à la suite d'une indigestion. Même traitement par les évacuants, même succès.

Les quelques observations qui précèdent suffisent pour nous permettre d'établir le fait d'une relation étroite et incontestable entre l'éclampsie et un état d'irritation de la muqueuse gastro-intestinale qui se rencontre non-seulement dans l'indigestion et la dyspepsie, mais aussi dans les affections inflammatoires du tube digestif. C'est ainsi sans doute qu'on peut expliquer la fréquence des convulsions dans certaines formes de gastro-entérites sur lesquelles nous avons cru inutile d'insister et que Rilliet a qualifiées du nom d'*entérite cérébrale* (1).

Nous voyons aussi quelle importance il y a pour le médecin, en face d'une attaque d'éclampsie, à songer à l'indigestion. La plupart du temps les troubles gastriques sont peu accentués et effacés derrière les phénomènes nerveux; souvent il faut les chercher pour les trouver. Par contre, une fois qu'on a pu découvrir le lien qui les rattache à l'état des voies digestives, le pronostic qui d'abord semblait fort sombre, devient relativement favorable, étant donné que le traitement qui est celui des évacuants soit bien compris et appliqué en temps opportun.

Nous avons rapporté plus haut des exemples de convulsions qui dépendaient d'une indigestion. Voici une observation que nous empruntons à l'excellent travail du docteur Simon sur la dyspepsie (2), et qui a trait à la relation étroite également qui relie souvent l'éclampsie

(1) Rilliet. In Gaz. méd., 1853, p. 81.
(2) Simon. Loc. cit.

à la dyspepsie, laquelle n'est en somme qu'une indigestion chronique.

Obs. VI.— Dyspepsie.— Convulsions.— Changement de régime.— Guérison.

Un enfant né avant terme était nourri depuis 15 jours avec du lait de vache. Depuis sa naissance ses fonctions digestives étaient laborieuses : des éructations, de la lientérie, du météorisme, de l'insomnie, de l'agitation nocturne se déclarèrent et se développèrent successivement, et une nuit il fut frappé de convulsions générales des plus violentes. Le Dr Simon modifia ce déplorable mode d'allaitement, et donna à l'enfant une nourrice d'un lait très-jeune. L'enfant se rétablit et, après 8 jours de convalescence, la digestion devint parfaite, le sommeil sans soubresauts, profond, réparateur; depuis, l'enfant n'a plus eu d'attaques.

Au risque de nous répéter, nous insisterons en terminant, sur la prédisposition qu'un état habituel de dyspepsie comporte pour l'indigestion, par conséquent aussi pour l'éclampsie. La dyspepsie crée chez l'enfant un état spécial de sensibilité exagérée du tube digestif, en vertu duquel la cause d'irritation souvent la plus légère peut amener, à la suite d'une indigestion, les accidents nerveux les plus prononcés.

III. Troubles de l'intestin.

Diarrhée. — Constipation. — Vers intestinaux.

Diarrhée. — Ce que nous avons dit déjà de la diarrhée à propos de la dentition, de l'indigestion et de la dyspepsie nous autorise à être bref sur ce point. La diarrhée peut tenir chez les enfants à plusieurs causes que

Legendre a bien étudiées dans son mémoire sur la diarrhée des enfants. Nous ne considérerons que celle qui est liée à la dentition, à l'indigestion intestinale et à la dyspepsie intestinale, pour autant qu'on peut faire ces distinctions.

Nous ne répéterons pas ici ce que nous disions plus haut de la diarrhée de la dentition. On se rappelle que différentes théories ont été émises pour expliquer ce rapport de la première avec la seconde. Les anciens n'y voyaient qu'un lien de sympathie; d'autres avec *Billard* (1) pensent qu'il faut avoir égard à l'hypersecrétion des glandes salivaires et des follicules intestinaux dont le développement marche de pair avec l'évolution des dents. Enfin d'autres considèrent cette diarrhée comme le produit d'un acte réflexe : ce serait un trouble vaso-moteur. Quoi qu'il en soit, elle survient très-souvent chez les enfants qui font des dents et elle est une cause fréquente d'éclampsie. Trousseau (2) a conclu de 65 observations recueillies à l'hôpital Necker, que les convulsions de la dentition surviennent beaucoup plus souvent chez les sujets atteints de diarrhée que chez ceux qui ne l'éprouvent pas. On a prétendu que ce flux diarrhéique constituait une dérivation utile et servait, en décongestionnant le cerveau, à diminuer ou même à faire cesser les convulsions; qu'il fallait donc le respecter, voire même l'activer dans certains cas. Sans doute il est des circonstances où une purgation modérée, spontanée ou provoquée est utile pour dégorger l'encéphale et faire

(1) Billard. Loc. cit.

(2) Trousseau. Dentition des enfants à la mamelle (in Journal des connaissances médico-chirurg., nov. 1841).

ainsi disparaître une certaine prédisposition au retour des accidents convulsifs entretenue par cette stase sanguine. Mais, pour peu que cette diarrhée soit abondante ou se prolonge, elle peut devenir funeste, nous savons pourquoi et comment. Il est donc nécessaire de chercher à l'arrêter sans craindre aucun accident et en particulier l'éclampsie.

Nous serons bref également touchant la diarrhée qui a pour cause une indigestion ou une dyspepsie intestinales. D'ailleurs cette division de la dyspepsie en stomacale et en intestinale est trop artificielle pour que ce que nous avons dit dans le paragraphe précédent ne puisse s'appliquer ici également. Nous n'insisterons que sur quelques points.

Chez les enfants, l'indigestion intestinale suit généralement l'indigestion stomacale. L'aliment indigéré irrite d'abord la muqueuse de l'estomac et provoque le vomissement qui est déjà un mouvement convulsif. Puis l'aliment incomplètement digéré passe dans l'intestin grêle et agit sur lui de la même façon. L'intestin répond à cette irritation par la diarrhée qui est due à une hypersécrétion des sucs intestinaux. Cette irritation est-elle assez vive ou assez prolongée : elle sera capable, dans certaines circonstances, d'amener des convulsions.

Dans la dyspepsie, au contraire, c'est le plus souvent l'intestin qui est pris le premier. C'est que ce trouble de la digestion se rencontre d'ordinaire chez les nouveau-nés et chez eux, nous l'avons vu, c'est l'intestin qui joue le rôle principal dans le fonctionnement de l'appareil digestif.

Les premiers troubles sont donc d'ordinaire localisés à l'intestin. La diarrhée se déclare ; les selles sont nombreuses, abondantes, mal liées, jaunes ou vertes et contiennent de petites masses blanchâtres, formées par du lait coagulé qui n'a pu être digéré. D'autres symptômes abdominaux apparaissent successivement : météorisme, coliques, etc.. et même, dans certains cas, tous les signes d'une entérite. Trop souvent, hélas, surviennent des troubles généraux, des phénomènes convulsifs, résultat du trouble de la nutrition générale ou d'une complication fréquente, on le sait, de l'indigestion.

Nous en avons dit assez pour montrer le rôle important que joue l'indigestion au point de vue de l'éclampsie, parmi les troubles de l'appareil digestif.

Il nous reste maintenant à passer rapidement en revue quelques autres conditions spéciales de l'intestin, qui peuvent être la source des convulsions : telles sont la constipation et la présence des vers intestinaux.

Constipation. — L'observation démontre que cette altération fonctionnelle de l'intestin a une influence très-réelle sur le développement des accidents convulsifs. Au premier abord il peut paraître étrange que deux causes aussi opposées que la constipation et la diarrhée puissent produire toutes deux le même effet. Cette contradiction n'est qu'apparente et cède peut-être devant cette double considération que ces deux états pathologiques semblent avoir le premier pour effet, le second pour cause une irritation de la muqueuse intestinale (source féconde de convulsions ainsi qu'on l'a vu) et que l'un se complique souvent de l'autre. Les matières arrêtées dans l'intestin par le fait de la constipation n'y demeurent en effet pas impunément et ne tardent pas, au bout d'un certain temps, à irriter ses parois.

Voici quelques exemples de convulsions liées à la constipation :

Obs. VII.— Mouvements convulsifs liés à la constipation; Laxatifs; Guérison

Petite fille de 4 mois, nourrie au sein. Sa mère est lymphatique et a peu de lait. On la nourrit au biberon, régulièrement, et on fait cesser, ainsi les quelques troubles dyspeptiques qui avaient pris naissance.—Un peu plus tard,elle fut prise un jour de constipation avec ballonnement du ventre,évacuation de gaz et léger mouvement fébrile. — En même temps, tendance à l'assoupissement et légères convulsions des globes oculaires. On donne à boire à l'enfant, on prescrit un cataplasme sur le vertre et, à l'intérieur, une potion avec teinture d'aconit et fleur d'oranger, puis du sirop de chicorée. Le lendemain l'enfant est très-excitable. On administre les laxatifs (zinc et calomel 0 gr. 05 en deux poudres). L'enfant guérit rapidement.

Cette observation, extraite du mémoire de Rilliet (1) n'est sans doute pas absolument concluante, car la constipation du début paraît avoir été liée simplement à une entérite. En voici une autre qui l'est plus.

Obs. VIII. —Constipation de huit jours ; Convulsions; Guérison par l'administration d'un purgatif.

Un enfant de 9 ans fut pris de convulsions intenses. En explorant son ventre, je (2) trouvai des petites tumeurs inégales, bosselées, que je reconnus être dues à un amas de matières fécales; il était constipé depuis huit jours. Les laxatifs, en enlevant la cause, firent complètement cesser les convulsions.

(1) Rilliet. Gaz. méd., 1853, p. 81.

(2) Ce fait est rapporté par le professeur Andral dans des Leçons orales recueillies par A. Latour, t. III.

M, Bouchut, en rapportant plusieurs observations intéressantes qu'il a faites il y a quelques années dans le service des nourrices de l'hôpital Necker, et qui portent sur 16 enfants atteints de convulsions, parle d'une petite fille de 20 mois qui fut prise d'un accès de convulsions mortel à la suite d'une constipation de deux jours.

Brachet est appelé un jour, ainsi qu'il le raconte lui-même, auprès d'une petite fille de 3 ans en proie à des convulsions de cause inconnue. Rien ne pouvait la calmer, lorsqu'il apprit que depuis six jours elle n'avait point été à la selle. Deux lavements avec du lait et deux onces de manne rétablirent le calme en dissipant la constipation.

Baumes attire l'attention sur ce qu'on pourrait appeler la constipation congénitale des nouveau-nés, et qui est due à *a rétention du méconium*. Ces enfants, dit-il, sont prédisposés aux affections convulsives. D'après cet auteur, la rétention du méconium aurait plusieurs causes. Tantôt ce serait une cause mécanique, l'imperforation de l'anus. Tantôt d'autres conditions seraient en jeu, telles que : 1° la faiblesse de l'enfant ; 2° la consistance trop grande du méconium ; 3° un spasme du sphincter anal. Ces distinctions ont une utilité pratique incontestable.

Voici une observation relatée dans l'ouvrage de Brachet qui montre, que chez un nouveau-né atteint d'éclampsie, il ne faut jamais négliger de songer à la possibilité d'une rétention du méconium.

Obs. IX. — Convulsions chez un enfant nouveau-né. — Absence d'évacuation depuis la naissance. — Guérison de l'éclampsie par expulsion du méconium.

Un enfant gros et bien portant en apparence est pris deux jours après sa naissance, d'agitation nerveuse, de grimaces, qui font bientôt place à des convulsions généralisées. Impossible tout d'abord d'en trouver la cause. Une médication antispasmodique ne produit aucun effet. Les convulsions continuaient avec la même violence quand on apprend à M. Brachet que l'enfant n'a pas eu d'évacuations alvines depuis sa naissance. Aussitôt il fait donner au petit malade deux lavements d'huile d'olive tiède, à dix minutes d'intervalle. L'enfant se vide copieusement de tout son méconium. Les convulsions se soutinrent d'abord un peu, mais se ralentirent ensuite si rapidement, qu'elles parurent avoir cédé subitement. On eut soin de maintenir le ventre libre, et on prévint ainsi toute espèce de récidive.

Nous nous contenterons de nommer les causes suivantes qui ressortissent aux modifications de l'intestin, capables d'amener l'éclampsie : l'ingestion de *substances vénéneuses*, de *médicaments trop actifs*, l'*accumulation des gaz* dans l'intestin à laquelle les anciens auteurs attachaient beaucoup d'importance et qui semble dépendre simplement d'un trouble dyspeptique, le *spasme des intestins* (1). Nous terminerons ce chapitre par quelques rapides considérations sur les vers intestinaux en tant que cause des convulsions.

Vers intestinaux. — 1° *Lombrics.* — Jadis on rapportait aux vers la plupart des convulsions des enfants. Aujourd'hui on tend à tomber dans l'excès contraire et à leur refuser toute espèce d'action. La vérité se trouve

(1) Billard, Brachet, Baumes. Loc. cit.

sans doute entre ces deux opinions extrêmes. Ce qui est certain, c'est qu'on a singulièrement réduit le nombre des maladies dites vermineuses des anciens auteurs. Les convulsions dues aux vers rentrent dans la classe des convulsions réflexes ; le point de départ de cet acte réflexe est une irritation légère, il est vrai, mais répétée des extrémités périphériques des nerfs de la muqueuse intestinale. C'est une sorte de chatouillement capable d'amener à la longue les accidents nerveux les plus prononcés. Brachet, cité par *North* (1), admet que, dans ce cas, les vers eux-mêmes sont malades et provoquent ainsi une irritation du tube digestif, soit par une exagération de leurs mouvements, soit en secrétant peut-être quelque liqueur âcre.

Quoi qu'il en soit, les exemples de convulsions liées à la présence des vers ne manquent pas dans la science.

West dit avoir vu des cas de convulsions violentes dépendant de la présence d'une grande quantité d'ascarides lombricoïdes et cessant immédiatement après leur expulsion.

Brachet rapporte l'observation suivante :

Obs. X. — Convulsions chez un enfant qui avait des vers. — Anthelmintiques. — Guérison des accidents éclamptiques.

Une enfant de 6 mois éprouvait depuis quelque temps des symptômes fébriles avec exacerbations vespérales et troubles gastro-intestinaux. Elle avait rejeté quelques vers. Huit mois après, mêmes accidents qui se terminent de même par la sortie de quelques lombrics. Pendant seize mois l'enfant jouit d'une

(1) North. Practical observations on the convulsions of infants. London 1826.

bonne santé, à part quelques coliques légères pour lesquelles sa mère lui faisait prendre un peu de semen-contra et qui ordinairement se terminaient par l'issue d'un nombre plus ou moins grand de lombrics. — Un jour la petite malade est prise subitement de coliques si vives qu'elle pousse des cris déchirants Dix minutes après, couvulsions généralisées sans perte de connaissance. Potion renfermant 25 grains de calomélas et de sementine Un quart d'heure après, évacuation d'une quantité prodigieuse de vers, et cessation de tous les accidents.

L'ouvrage de Baumes renferme une foule de faits plus ou moins contestables. Il n'est pas de trouble nerveux qu'on ne mette sur le compte de ces parasites, tremblements, convulsions, épilepsie, même la catalepsie.

Pour plus de détails sur ce sujet nous renvoyons au remarquable ouvrage de *Davaine* (1).

2° *Tænia.* — Ce ver est plus rare chez l'enfant, surtout dans certaines localités, quoique, s'il faut en croire *Legendre* (2), on ait un peu exagéré sa rareté à cet âge. Lui aussi est fréquemment la cause d'accidents éclamptiques. Sur 33 cas de tænia observés chez l'enfant, West (3) dit que 20 fois il y eut des symptômes cérébraux, dont 12 avec attaques convulsives, hystériques ou épileptiques (4), et 8 avec convulsions partielles de la la face ou des membres.

(1) Davaine. Traité des entozoaires, 1877, 2e édit.

(2) Legendre. Sur les symptômes nerveux que détermine le tænia (in Arch. gén. de méd., 1850 et 1854).

(3) West. Loc. cit.

(4) Nous trouvons dans « The Lancet » de 1865, p. 286, un article du Dr Mc Kendrick intitulé : « Connexion of the presence of tænia with paraplegia and epilepsy. » Il s'agit de deux observations, l'une d'épilepsie, l'autre de paraplégie, causées toutes deux par un tænia. Elles disparurent avec l'expulsion du ver.

Nous avons terminé l'étude des différents troubles de l'appareil digestif qui se compliquent d'éclampsie. Nous avons parlé de la dentition, de l'indigestion, de la dyspepsie, de la diarrhée, de la constipation, enfin des vers intestinaux. Parmi toutes ces causes incontestables de convulsions, l'indigestion est certainement le facteur le plus puissant, qu'elle soit primitive ou secondaire à un autre trouble de l'intestin.

Nous pourrions borner ici notre étude : mais il nous semble utile de consacrer, dans un dernier chapitre, quelques pages à des déductions pratiques au point de vue du diagnostic, du pronostic et du traitement de la classe de convulsions dont nous nous occupons.

CHAPITRE IV

Quelques déductions pratiques relatives au diagnostic, au pronostic et au traitement des convulsions liées à un trouble des voies digestives.

DIAGNOSTIC

Il est des cas où le médecin appelé à traiter un accès de convulsions reconnaît aisément, par les renseignements qu'il reçoit ou par l'examen objectif qu'il peut faire, que la cause de ces convulsions réside dans un trouble de l'appareil digestif, qu'elle tient à une indigestion, ou à une constipation par exemple. Dans d'autres circonstances le diagnostic n'est pas si facile; la vraie cause de l'éclampsie échappe, et on est forcé de s'en tenir à l'hypothèse d'une convulsion essentielle. Nous nous demandons si parmi ces convulsions essentielles il n'en est pas, plus qu'on ne croit peut-être, qui sont liées à une altération méconnue des voies digestives? L'observation II semblerait donner raison à cette idée. Si, dans ce cas, malgré des assertions contraires, le diagnostic et le traitement de l'éclampsie n'avaient pas été ceux de l'indigestion, l'enfant serait mort et l'issue fatale eût été sans doute mise sur le compte d'une convulsion essentielle.

Quand des troubles digestifs, si peu accentués qu'ils soient, ont précédé ou accompagnent les convulsions, rien de plus simple : on est bien vite sur la voie du diagnostic. Par malheur, il n'en est pas toujours ainsi. Dans certains cas, on peut n'avoir aucun renseignement sur les antécédents; dans d'autres, l'attaque éclamptique peut éclater au milieu de la santé la plus florissante en apparence et reconnaître pourtant comme cause un trouble passager de la digestion. C'est que, d'une part, il est de fait que, chez l'enfant, les symptômes qui accompagnent les altérations des voies digestives ne sont d'ordinaire nullement en rapport avec celles-ci. D'autre part, quand survient l'accès convulsif, les phénomènes nerveux, par leur brusquerie et leur intensité, masquent les modifications qui auraient pu se manifester du côté de l'intestin.

Et pourtant, de quelle importance il est de savoir saisir ces symptômes intestinaux et leur rapport étiologique avec les accidents nerveux!

Il serait bon de considérer, à cet effet, comme un axiome de clinique infantile, qu'en présence de toute affection convulsive, surtout chez les tout jeunes enfants, on doit songer à la possibilité d'un trouble digestif et en particulier à une indigestion.

Toute la difficulté, dit *Barrier*, gît dans le diagnostic. Celui-ci une fois établi, l'indication est claire et il suffit d'ordinaire de la remplir pour obtenir un succès complet.

On s'informera avec soin de l'état de santé antérieur du petit malade, du régime qu'il suivait ; des aliments récemment ingérés, de l'heure du dernier repas (1), enfin des symptômes qu'il a pu présenter du côté du tube digestif. Non content de ces signes subjectifs, on procédera à un examen minutieux des organes de la digestion, de l'état des dents d'abord. Puis on demandera à la palpation et la percussion des renseignements sur la sensibilité et l'état de plénitude ou de vacuité de l'estomac.

PRONOSTIC

Quel est l'élément que les troubles digestifs introduisent dans le pronostic des convulsions ? Toutes choses égales d'ailleurs au point de vue de l'âge, de la constitution de l'enfant, du caractère et de l'évolution des accidents nerveux, on peut dire qu'en général c'est un élément favorable. Sans doute, il faut faire une exception

(1) Rappelons que le repas qui a été cause de l'indigestion peut avoir été fait plusieurs jours avant l'apparition des convulsions. Témoins les faits curieux rapportés dans l'article de MM. Guersant et Blache.

pour les dérangements fonctionnels de l'intestin qui sont l'expression d'un état cachectique général ou qui, par leur intensité ou leur durée, ont produit des altérations sérieuses du tube digestif. Certains écarts de régime peuvent aussi amener des accidents graves, de même que le lait d'une nourrice qui a éprouvé des émotions vives, ou encore la frayeur chez les jeunes enfants.

Mais, à part ces cas fâcheux, le pronostic est relativement favorable, parce que d'ordinaire la cause des phénomènes convulsifs est passagère et facile à supprimer. A-t-on reconnu qu'un accès de convulsions est sous la dépendance d'un trouble de l'intestin, on peut bien souvent éclaircir un pronostic qui, en l'absence de cette considération, eût été fort sombre. Nous n'en voulons pour preuve que les faits rapportés dans les observations I et II. Il va sans dire que cela n'a lieu qu'autant que le traitement employé dans ces cas a été celui qu'exigeaient les circonstances.

TRAITEMENT

Ainsi que nous l'avons fait pressentir, le traitement de la cause est ce qu'il y a de plus important dans la thérapeutique de l'éclampsie. Trousseau croit si peu à l'efficacité de tous les moyens dirigés contre celle-ci, contre l'élément nerveux, qu'il conseille de s'en tenir plutôt à l'expectation ou, pour sauver les apparences, de n'avoir recours qu'à des moyens inoffensifs. C'est peut-être aller trop loin. De toute façon on aura recours aux révulsifs cutanés, aux antiphlogistiques (1), mais avec précaution, aux bottes de ouate saupoudrée de farine de moutarde, aux bains sinapisés, aux affusions et enveloppements froids. A l'intérieur, quand cela est possible, on administretoute la série des antispasmodiques : éther, chloroforme (Simpson) (2), valériane, musc (Salathé) (3), bromure de potassium (4). Enfin Trousseau a proposé la compression des carotides (5).

Mais le véritable traitement de l'éclampsie est celui de sa cause, et, dans le cas spécial qui nous occupe, celui de la maladie des voies digestives.

Nous ne pouvons, sans sortir des limites de notre travail, nous étendre longuement sur ce sujet. Nous nous bornerons à insister sur quelques points spéciaux qui nous intéressent.

L'éclampsie est-elle, d'une façon bien évidente, liée directement au travail de la dentition, on pourra, dans

(1) M. Archambault, dans une Leçon orale sur l'allaitement faite il y a peu de temps à l'hôpital des Enfants-Malades, disait qu'il regarde comme une bonne pratique celle qui consiste à poser quelques sangsues derrière les oreilles de l'enfant, dans les cas du moins où la dentition entraîne un certain degré de congestion cérébrale.

(2) Simpson. Monthley Journal of medical science (in Arch. gén. de méd., 1854, t. III, p. 222).

(3) Dr Salathé. Recherches sur le spasme essentiel de la glotte chez les enfants. Paris, 1856.

(4) Le Dr Simon emploie la potion suivante :

Bromure de potassium........	1 gramme.
Eau de tilleul..............	
Eau de fleurs d'oranger, àà....	60 —
Sirop d'althæa..............	
Eau de laurier-cerise, àà......	10 —
Ether......................	2 à 3 gouttes.

1 cuiller d'heure en heure.

(5) Trousseau. Clinique de l'Hôtel-Dieu.

le cas où la dent, prête à sortir, fait saillie sous la gencive, pratiquer l'incision de cette dernière.

Nous avons vu, par les quelques faits rapportés plus haut, que cette petite opération est parfois suivie du plus brillant succès.

Est-ce l'indigestion qui est en cause, on aura recours aux vomitifs et très-souvent avec bonheur (observ. II et IV.) Mais, dans certains cas, comment administrer le médicament? L'enfant a les mâchoires serrées et contractées par le spasme. On a proposé de détruire celui-ci par une émission sanguine qu'on ferait suivre de l'administration du vomitif au moment de la résolution. Il n'est pas besoin d'insister sur le danger de ce procédé qui doit être absolument proscrit. Une chose beaucoup plus simple consiste à faire pénétrer le liquide par les narines ou de force par la bouche. Une fois arrivé au voile du palais, il sera peu à peu naturellement poussé vers le bas. On pourrait aussi, ainsi que l'a proposé Barrier, introduire le médicament jusque dans l'arrière-gorge à l'aide d'une petite seringue.

Pour que le vomitif agisse, il faut que l'enfant présente une certaine réaction, celle-ci peut faire défaut si le petit malade est trop faible. Commencer alors par ranimer ses forces par les révulsifs cutanés, en lui faisant prendre quelques gouttes d'éther ou d'un liquide alcoolique quelconque (observ. II); telle est la conduite à suivre en pareille circonstance. On peut encore, ainsi que le conseille le Dr Simon, attendre, pour administrer le vomitif, que la convulsion soit passée.

On donnera l'ipécacuanha (1) de préférence au tartre

(1) L'ipéca sera donné en sirop aux tout jeunes enfants, ou mieux en

stibié, celui-ci étant trop irritant et pouvant provoquer des superpurgations.

La dyspepsie, nous l'avons vu, est une cause fréquente de convulsions, traiter la première, c'est donc s'attaquer à celles-ci. Nous ne pouvons nous étendre sur le traitement de ce trouble fonctionnel de l'intestin; nous nous bornerons à quelques considérations générales.

Pour prévenir la dyspepsie, on aura soin : 1° de donner à l'enfant qu'on suppose placé dans des conditions hygiéniques favorables, un bon aliment, qu'il puisse bien digérer, c'est-à-dire le *lait de sa mère*, dans la très-grande majorité des cas; 2° de le soumettre à un *régime* convenable; 3° enfin, on choisira pour le *sevrer* un moment opportun (1).

poudre associée au sirop, soit de 20 à 50 centigrammes, 1 gramme dans 30 grammes de sirop, suivant les âges (Dr Simon).

(1) Voici quelques détails qui complètent ce que nous venons de dire :

1° Le meilleur *aliment* du nouveau-né est le lait, nous avons cherché à le montrer. Sans doute il est à cette règle des exceptions qui découlent d'idiosyncrasies parfois très-curieuses, mais elles sont rares. Le meilleur lait est, d'ordinaire, pour l'enfant celui de sa mère. Si notre race actuelle de femmes était plus vaillante, mieux constituée, et comprenait souvent mieux ses devoirs. Si, dans la classe pauvre, la mère ne se voyait pas si souvent obligée, par les exigences de sa position, à refuser à son enfant son propre lait. Si toutes ces conditions fâcheuses n'existaient pas, le lait maternel serait, d'une façon beaucoup plus générale, la nourriture du nouveau-né, et l'on verrait certainement diminuer bientôt la mortalité des nourrissons qui, dans les villes du moins, atteint des proportions si effrayantes.

On s'assurera de la bonté du lait par la vue, le goût (Archambault), l'examen au microscope et au lactoscope. Mais le meilleur réactif du lait, c'est l'enfant, ainsi qu'on l'a très-bien dit (Archambault, Leçons orales sur l'allaitement). On contrôlera, la balance à la main, les résultats de l'alimentation. C'est à l'aide de ce précieux instrument qu'on pourra, mieux qu'avec tout autre moyen, s'assurer si l'enfant se nourrit, s'il prospère ou s'il dépérit.

Dans les cas où il faudra donner à l'enfant une nourrice, on fera ce choix avec toutes les précautions nécessaires. On fera suivre à celle-ci un régime

Diarrhée. Nous ne reviendrons pas ici sur ce que nous avons dit plus haut au sujet de l'inconvénient qu'il pourrait y avoir à supprimer à tout prix une diarrhée qui est en relation avec des accidents convulsifs. En général, on se conformera à l'opinion de Trousseau qui dit qu'on

convenable et on exigera d'elle qu'elle mène une vie calme et régulière et exempte, autant que possible, d'émotions de toute sorte.

A défaut de lait de femme, on aura recours au lait de vache ou mieux encore au lait d'ânesse. Enfin on ne considérera l'alimentation par les féculents (farine de Nestlé, soupe de Liebig, etc.) que comme un pis-aller, ou comme un médicament qui pourra être utile dans certaines affections gastro-intestinaires où le lait est devenu un véritable poison pour l'enfant.

Le lait est-il trop riche en caséine ou trop acide (lait trop âgé, menstruation de la nourrice, etc.), on aura recours aux alcalins (eau de Vichy, de Vals, bicarbonate de soude, bismuth, eau de chaux).

Est-il au contraire trop pauvre? On mettra l'enfant à l'alimentation mixte (lait de femme et lait de vache), ou bien on changera de nourrice.

2o Il ne suffit pas de disposer d'un bon aliment; encore faut-il le dispenser à l'enfant d'une façon rationnelle. Le *régime* de l'enfant nouveau-né, c'est là un point de pratique sur lequel on ne saurait trop insister auprès des mères de famille, non-seulement dans la classe pauvre que la misère rend le plus souvent excusables, mais dans la classe riche elle-même.

On règlera les tétées de l'enfant auquel on ne présentera le sein que outes les une heure et demie, ou toutes les deux ou trois heures, suivant son âge. Dans les premières semaines, on pourra laisser l'enfant tetter à son gré, s'il est bien portant (J. Simon).

3o Quant au *sevrage*, il sera fait d'une façon graduelle. Le lait de femme, ou dans tous les cas le lait de vache, demeurera la nourriture de fond de l'enfant jusqu'à l'âge de 15 à 16 mois. A côté du lait on fera prendre à l'enfant successivement et seulement à partir de 7 à 8 mois, époque de l'apparition des dents, le biberon, quelques bouillies bien faites (liquides), des potages au lait, ou des panades légères faites avec des biscotes de Bruxelles ou du pain (boiled bread des Anglais). « A partir de 8 mois, dit M. Archambault, l'enfant doit être *capable d'être sevré.* » Mais ce n'est guère qu'à 15 ou 16 mois qu'il est sevré réellement.

Nous avons cru devoir nous étendre ainsi sur le traitement prophylactique de la dyspepsie. Nous renvoyons d'ailleurs à l'intéressante brochure que le Dr Simon vient de faire paraitre sur la « Dyspepsie », ainsi qu'à des leçons de M. Archambault, que M. Decaudin, son interne, a publiées récemment dans le *Progrès médical.*

doit l'arrêter sans craindre aucun accident. On aura recours, à cet effet, aux lavements émollients, aux purgatifs, puis au bismuth et au laudanum sur l'emploi duquel insiste beaucoup le Dr Simon.

Constipation. On se hâtera de recourir aux purgatifs et souvent ils produiront des effets aussi heureux que les vomitifs employés dans des circonstances analogues (observ. VII et VIII).

Baumes insiste sur la nécessité d'employer les purgatifs doux, car, d'après lui, les laxatifs risquent de trop irriter l'intestin et d'aggraver ainsi le mal.

On fera usage d'huile de ricin, de rhubarbe, magnésie manne, calomel, et de lavements.

Parfois il suffira de régler le régime de l'enfant pour faire cesser la constipation.

Quant à la *rétention du méconium*, sans parler du cas spécial où l'anus est imperforé, on cherchera à y remédier en relevant les forces de l'enfant, en lui administrant des boissons délayantes ou de légers purgatifs. On essaiera de prévenir cette complication en mettant l'enfant au sein peu d'heures déjà après sa naissance, de manière à lui faire prendre le colostrum.

Enfin on guérira les convulsions liées aux *vers*, par l'emploi des anthelmintiques.

CONCLUSIONS

Nous croyons pouvoir émettre les quelques conclusions qui suivent :

Les affections convulsives sont surtout l'apanage de l'enfance.

Les convulsions dites réflexes sont les plus fréquentes chez l'enfant.

La fréquence de l'éclampsie chez l'enfant tient à des *causes prédisposantes*, inhérentes au mode de développement de son système nerveux (prédominance du système cérébro-spinal sur le cerveau) et à des *causes occasionnelles* d'irritation, extérieures au système cérébro-spinal.

Parmi les plus fréquentes de ces causes occasionnelles, il faut compter celles qui ont leur siége dans l'appareil digestif, du moins dans les premières années de la vie.

Ce fait tient à la prédominance de l'organe digestif sur les autres organes, ainsi qu'à la grande délicatesse de cet appareil dont la transformation de l'état infantile à l'état d'adulte s'opère dans les deux premières années de la vie, enfin aux rapports qu'il possède avec le cerveau par sa circulation, ses nerfs et sa nutrition.

Plus tard, à partir de 6 à 7 ans, l'intestin perd sa prédominance en faveur du cerveau ; aussi l'éclampsie devient-elle de plus en plus rare.

Les troubles fonctionnels des voies digestives ont donc une grande importance dans la production des convulsions chez les enfants.

Parmi ces troubles, l'indigestion aiguë ou chronique

(dyspepsie) joue certainement le rôle capital. Elle est une des causes les plus fréquentes des convulsions.

En face d'une attaque de convulsions on songera toujours à la possibilité d'un trouble de l'appareil digestif, et en particulier à l'indigestion.

Le pronostic des accidents convulsifs liés à des troubles digestifs, est relativement favorable; il l'est d'autant plus que ceux-ci sont plus légers, moins persistants et plus faciles à faire disparaître.

Le traitement de ces accidents est double : c'est celui de l'éclampsie elle-même, et surtout celui, beaucoup plus important, des troubles digestifs auxquels ils sont dus.

Paris. — A. PARENT, imprimeur de la Faculté de Médecine, rue M.-le-Prince, 29-31.

www.ingramcontent.com/pod-product-compliance
Ingram Content Group UK Ltd.
Pitfield, Milton Keynes, MK11 3LW, UK
UKHW031950260826
14628UKWH00004B/1972

9 782019 638122